SANS LA GOUTTE

Battez la goutte avec les changements dans votre alimentation et mode de vie, et vivez la vie sans la goutte!

Karl A. Minner

ISBN: 978-1535293907

Pour ceux qui ont inutilement souffrent de la goutte. Des jours meilleures et plus saines libre de la goutte s'en vient.

Reconnaissance:

Avoir un livre écrit, apprêtée et publié n'est pas un travail simple. Je tiens à remercier les nombreuses personnes qui ont contribué à m'aider amener cette idée à la vie. En particulier, je tiens à remercier mes amis et ma famille pour m'aider avec la sélection, l'édition et les corrections de ce livre.

Préface

Sans la goutte: Battez la goutte avec les changements dans votre alimentation et mode de vie, et vivez la vie sans la goutte! à été écrit pour ceux qui souffrent actuellement de la goutte comme un outil d'utilisation simple pour comprendre et battre la goutte. Il est destiné à être utile pour ceux qui souffrent de la goutte et pour ceux qui ne l'ont pas qui voudrait avoir une meilleure compréhension sur le sujet.

Son approche concis et pratique est destiné à fournir un cadre pour comprendre exactement c'est quoi la goutte.

Au cours des dernières années, une explosion de la goutte est arrivée. Tout simplement, plus nous devenons obèses en tant qu'une nation, plus les cas de goutte et les effets paralysants arrivent. Sans doute, cette hausse est tirée par notre mode de vie sédentaire de plus en plus, couplé avec notre consommation d'aliments transformés.

Étant dit, ce livre est organisé en environ trois parties. Les chapitres 1-3 se concernent avec des informations générales sur la goutte. Les chapitres 4-6 discutent quelques options pour le traitement. Finalement, dans la dernière partie, en chapitre 7, je vous propose quelques de mes recettes préférés qui sont conviviale a la goutte, et puis dans le chapitre 8 du livre se termine.

Table des matières

Introduction

En tant que personne qui souffre de la goutte, je peux gravement dire qu'il n'y a pas matière à rire. En fait, les médecins disent qu'après l'accouchement et les calculs rénaux, une attaque de goutte est une des choses les plus douloureuses qu'une personne peut éprouver.

La « maladie des rois » atteint aujourd'hui les masses. Les instances de la condition ont plus que doublé au cours des dernières cinquante années. Ainsi que l'obésité et l'hypertension artérielle, les taux ont régulièrement augmenté. Il touche maintenant plus de 8 millions d'adultes américains, et les chiffres augmentent toujours. Quel est le coupable? Est-il à cause du fait que nous sommes trop sédentaires et notre nourriture est devenue trop transformé?

Chez ceux qui ne souffrent pas de la goutte, manger les aliments riches en purine tels que la viande rouge et les crustacés peuvent augmenter les niveaux d'acide urique mais leurs reins sont capables d'éliminer du corps dans l'urine. Cependant, les personnes souffrant de la goutte ont en fait un mécanisme défectueux pour éliminer l'acide urique du corps – et cela est considéré comme une prédisposition génétique.

La goutte est une forme d'arthrite provoquée par une concentration d'acide urique forte dans le sang. Ceci donne lieu à la formation de petits cristaux en forme d'aiguille dans les articulations et les reins (ou ils se forment des calculs rénaux), et aussi mais moins fréquemment dans d'autres parties du corps, y compris la moelle épinière et les cordes vocales. La goutte est aussi douloureuse que la polyarthrite rhumatoïde.

Quoi qu'il en soit, la goutte non traitée ou non contrôlée peut former des grumeaux calcaires appelés des tophus qui peuvent gravement endommager les articulations, ce qui rend la marche et l'utilisation des mains extrêmement douloureux. Dans les cas extrêmes, les remplacements d'articulations et même l'amputation sont nécessaire.

Pourquoi j'écris ce livre?

Dans mon cas, il y avait deux facteurs qui m'ont motivé – ma propre lutte avec la goutte poly-articulaire et mon désir pour aider les gens de comprendre et de le battre.

Chapitre 1: Quelques histoires des personnes qui souffrent de la goutte

Rencontrez Jack

Jack était 32 ans et vivait son vie au maximum quand il a eu sa première attaque de goutte. Plus de 20 ans plus tard, il mange, boit et fait l'exercice et, grâce à des médicaments efficaces, maintient contrôle de sa goutte. Il expliqua :

J'étais 32 ans et un travailleur de construction à Fort Lauderdale lorsque j'ai eu ma première attaque de goutte. Je me suis réveillé tout à coup dans la nuit avec une douleur insupportable, comme si quelqu'un avait piétiné sur la pointe du pied. La zone de mon pied était rouge vif, et était très délicat et enflammé. J'étais stupéfait. Je ne savais pas ce qu'elle était.

Je pense que le climat chaud a déclenché l'attaque, couplé avec le fait que j'étais déshydraté et avait bu trop de bière. Je suis une personne très active et je ferais souvent le motocross avec mes amis, ne buvais pas assez d'eau, et puis j'irais à un bon nombre de fêtes.

L'infirmière à la salle d'urgence de l'ambassade a regardé mon pied et m'avez dit que j'avais la goutte. On m'a prescrit un médicament appelé colchicine, qui aide à effacer l'acide urique (urate) de votre sang.

Trois ans plus tard, j'avais ma deuxième attaque. Encore une fois, je buvais trop, mangeais trop, me déshydrater, et j'étais stressée. Les niveaux d'urate dans mon sang étaient si élevé, il se sentait comme mon sang était coagulé. Au fil des années, j'avais une attaque toutes les deux semaines.

Je prenais toujours la colchicine, mais il me donné la diarrhée si je prenais trop. Je prenais le médicament pendant les attaques, qui s'apaiser au bout de trois à cinq jours très douloureux. Au cours de l'attaque, je serais couché, incapable de marcher. Il était très décourageant.

En février 2007, je marchais le long d'une rue à Manhattan, et mon pied était brusquement grippé. Je trébuché sur le trottoir et à presque tombé sous un bus. C'est à ce moment que je pensais que quelque chose était très grave arrive.

Les médecins m'ont dit qu'autant de nombreux cristaux d'urate avaient accumulé dans mon sang qu'un dur morceau blanc appelé un tophus avait formé sous la peau de mon pied. Un chirurgien l'a enlevé et l'autre résidu blanc dans les articulations de mon gros orteil. Il m'a dit qu'il était l'un des plus pires cas de la goutte qu'il n'avait jamais vu.

J'ai commencé à prendre un médicament appelé allopurinol, qui réduit l'urate dans le sang et aide à prévenir de nouvelles attaques. Je ne l'avais pas pris avant car il avait tendance à déclencher des attaques, mais maintenant je prends deux comprimés par jour. Il a contrôlé la goutte et je me sens formidable. Mes articulations ne se fissurent plus.

J'ai perdu du poids et ma qualité de vie est excellente. Je peux maintenant faire tout ce que je faisais avant, même si je dois éviter l'exercice extrême car il produit beaucoup de métabolites (les produits de dégradation) dans mon sang, ce qui peut déclencher une attaque.

J'ai encore des attaques de goutte de temps en temps, mais il est maintenant une attaque rapide qui se termine en une journée. Rester hydratée est la clé. Je bois un litre d'eau chaque matin avant que je quitte ma chambre à coucher. Je mange plus judicieusement et j'évite les aliments comme les abats et certains types de poissons qui sont connus pour augmenter les niveaux d'urate dans mon sang.

*****

Rencontrez Patrick

Patrick, un analyste d'affaires, était seulement 24 ans quand il a commencé à avoir des attaques de la goutte. Il décrit :

Je suis maintenant âgé de 49 ans et mon histoire a commencé il y a plus de vingt-cinq ans. A vingt-trois ans, j'ai eu des moments où je suis allé au lit la nuit et je sentais une douleur sourde dans mon pied. En me réveiller le lendemain matin, je ne pouvais pas sortir du lie ou même marcher, et la douleur était le plus pire que j'avais jamais connu dans ma vie.

Après que ceci est arrivé deux ou trois fois, je suis allé chez le médecin. Il a examiné mon pied, le tirant d'un côté à l'autre. Avec aucune pause, il a pris un échantillon de sang. Une semaine plus tard, le mot 'la goutte' a été mentionné, et finalement on m'a diagnostiqué.

On m'a prescrit allopurinol, et ensuit j'ai eu la pire attaque. Je n'étais pas dit que ceci pourrait se produire. Malheureusement, tous les effets secondaires que qui sont même possible avec allopurinol m'ont arrivé. J'ai arrêté de prendre cette drogue.

J'étais alors sur le carrousel de nombreux autres médicaments et d'apprendre comment vivre avec jusqu'à 6-10 attaques par an. Je manquais le travail et les congés parce que je ne pouvais pas voyager. Je les appelle des attaques car j'avais vraiment l'impression que j'étais en train d'être attaqué par mon propre corps.

Perdre du poids, boire beaucoup d'eau, éviter l'alcool et les aliments riches en protéines ne faisait aucune différence. Je dois admettre qu'à un moment donné, j'étais très déprimé et émotionnel. Je me sentais vivre sur le diclofénac et, en cas de besoin, des doses plus élevées d'analgésiques.

Il y a quinze ans que, en désespoir, j'étais prescrit l'allopurinol encore mais à une dose plus faible et cette fois – pas d'effets secondaires.

Bien que les attaques viennent encore jusqu'à 10 par an, je n'abandonnerais pas, et j'ai commencé à utiliser un bâton de marché pour marcher. Cela était seulement possible par aussi prendre des anti-inflammatoires et des analgésiques. Je pouvais fonctionner au minimum, mais il fut un temps assez difficile. Il y a seulement tant que vous pouvez faire en mettre vos jambes en l'air!!

J'ai eu la chance d'être donné quelques conseils par quelqu'un d'autre qui souffre de la goutte. Je tiens à le partager parce qu'il a changé ma vie complètement. Il y a dix ans depuis j'ai commencé à prendre un supplément appelé le curcuma (une épice indienne) que j'ai acheté dans un magasin d'herbes fines bien connu, trouvés sur de nombreuses rues hautes.

Je prends deux comprimés chaque soir avant d'aller au lit, et pour moi les attaques ont presque tous disparu. Je ne sais pas pourquoi cela a fonctionné, seulement qu'il fonctionne. J'obtiens toujours un pied douloureux pour un ou deux jours de temps en temps, mais aucun anti-inflammatoire ou analgésique est nécessaire.

Au cours des 3 dernières années, j'ai eu qu'une seule attaque grave, et il est seulement 10% de la douleur que j'avais l'habitude d'avoir. Je voulais vraiment partager tout ça, parce que sauf si vous souffrez de la goutte, vous ne pouvez pas vraiment comprendre la douleur.

La douleur que je souffrais avec était à la fois physique et mentale, car il y avait des moments où je pensais que je ne pourrais pas continuer. Mais je l'ai fait, car vous apprenez à vivre avec la douleur.

J'espère que certains d'entre vous qui souffrent de la goutte essaye ce remède et que c'est aussi efficace pour vous qu'il était pour moi.

*****

Rencontrez Michael

Michael, qui est sur l'invalidité en raison de sa goutte, a été que 17 ans quand son calvaire avec la goutte a commencé. Il a fait observer :

Ma vie avec la goutte a commencé plus tôt que ce que la majorité déclarent est l'âge général, qui est de 35 ans et plus. Il est héréditaire.

J'ai commençais à avoir des problèmes autour l'âge de 17 ans, et chaque fois que j'avais la douleur dans mes pieds, je pensais qu'il était tout simplement parce que j'étais hyperactive, ou peut-être j'ai eu une entorse à ma cheville ou écrasai mon orteil. Après environ 2 ans de ces douleurs, mon docteur m'a vérifié pour ce qui est connu sous le nom de la goutte. Je lui ai demandé ce qu'il était, et il m'a expliqué : « Il est la maladie du vieil homme riche » causée par une trop haute consommation d'alcool et d'alimentation riche. Il m'a même dit que j'étais trop jeune pour avoir la goutte mais qu'il fera le teste de toute façon. Le test était positif. Cela a été en 1987. Les attaques m'ont arrivés peut-être 1 ou 2 fois par an depuis lors. Depuis ce temps, mes attaques s'empirent et ont arrivé au point d'avoir des attaques graves qui durent plus de 6 semaines avec des pauses minuscules entre chacun.

Au fil des années, j'ai dû compter sur les services sociaux de l'Ontario entre emplois. Je suis toute seule et je n'ai personne à qui je peux demander de l'aide. Les travailleurs sociaux avec qui j'ai travaillé ont dit que je feignais ces attaques de la goutte et me menaçait de me lancer de le système en disant que la goutte n'est pas une invalidité. Il est difficile de travailler quand vous avez des attaques qui allaient durer de quelques semaines à quelques mois, et l'employeur m'a renvoyer en disant que je feignais la maladie.

Il y a un manque de connaissance du public en ce qui concerne la goutte. Il y a certaines personnes qui disent que la goutte n'est pas une maladie, mais je les dis pourquoi ne pas vivre dans mes chaussures pour un an avec ce problème, ou même avoir l'expérience de seulement 1 attaques, puis vous pourriez comprendre la réalité. Certaines attaques sont mineures, et certains sont beaucoup plus sévères.

A partie du 1ᵉ avril 1999, j'étais finalement accordés l'assistance d'invalidité pour mes attaques de goutte.

En 2008, mon cas à détériorée et je devais avoir mes deux genoux remplacés. J'ai eu aussi plusieurs tophus notable sur mes orteils, pieds, et genoux qui était grand, et un morceau énorme de tophus dans mon coude droit qui était presque de la taille d'une balle de golf.

Je suis toujours sur la voie de la reprise, et je prends maintenant colchicine et allopurinol ensemble. J'ai des journées bons et des journées mauvaises, mais au moins je ne suis pas dans un fauteuil roulant comme j'étais dans les dernières 3 années.

******

Malheureusement, la goutte et sa prise paralysante existent encore à travers le monde. Comme montrer ci-dessus, vous pouvez voir que la goutte affecte les gens différemment. Certains l'ont, mais n'expérience jamais de symptômes. Certains expérience seulement les symptômes légers, tandis que d'autres peuvent avoir besoin de fauteuils roulants.

Étant dit, le but de ce livre est d'éduquer à la fois les personnes qui souffrent de la goutte et ceux qui ne souffrent pas en vue de prévenir et/ou réduire la goutte et ses attaques débilitantes et la douleur atroce.

Chapitre 2: La goutte?

La goutte est une affection rhumatismale qui se manifeste par des attaques récurrentes d'arthrite inflammatoire aigue – les articulations rouge, tendres, chaudes, et gonflées. Bien que la goutte puisse se produire dans toutes les articulations de votre corps et en plusieurs articulations au même temps, l'articulation à la base du gros orteil, l'articulation métatarsophalangienne, est généralement où il frappe.

La goutte se produit lorsque trop d'une substance, appelée l'acide urique, s'accumule dans le sang; cette condition est également appelée hyperuricémie - des taux élevés d'acide urique dans le sang. L'acide urique peut venir de la décomposition des vieilles cellules et aussi certains aliments et boissons. Si trop d'acide urique est produit, ou si elle n'est pas correctement excrétée, il peut former des cristaux minuscules qui se déposent dans les articulations, les tendons et les tissus environnants... Pour cette raison, la goutte est appelée une « maladie de dépôt de cristal. » Il peut également se présenter comme tophus, des calculs rénaux, ou la néphropathie urate - une maladie rénale.

Essentiellement, il est une interruption du processus métabolique qui contrôle la quantité d'acide urique dans le sang. La rigidité et le gonflement sont le résultat d'un excès d'acide urique qui forme des cristaux dans les articulations, et la douleur associée à cette maladie est causée par la réponse aux cristaux qui créent l'inflammation dans votre corps.

Symptômes de la goutte?

Une attaque de la goutte, ou « poussées », frappe habituellement soudainement, et généralement la nuit. Mystérieusement, elle vise souvent la grande articulation de votre gros orteil. Votre peau devient rouge, enflammée, et extrêmement sensible. Même la pression légère d'un drap de lit peut devenir insupportable. Une fièvre peut aussi être présente.

La douleur associée à la goutte est souvent soudaine et intense. Les articulations ont tendance à gonfler, et peuvent être chaud au toucher. La peau autour de l'articulation peut également prendre une teinte rouge foncé ou même violet. Les gens qui souffrent de la goutte pendant de longues périodes de temps peuvent développer des nodules sous la peau près des articulations; ce sont des accumulations de cristaux d'acide urique. Les attaques peuvent réapparaître dans la même articulation à travers des semaines, des mois ou des années, et la répétition des épisodes de la goutte peuvent endommager le joint. Des lésions rénales peuvent également se produire.

Avec ou sans traitement, les symptômes de la goutte devront partira habituellement dans 3 à 10 jours, et la prochaine attaque peut ne pas se produire pendant des mois ou même des années, ou pas du tout. Néanmoins, si plusieurs attaques se produisent, ils ont tendance à augmenter en fréquence, devenir plus sévères et durent plus longtemps. Au fil du temps, les attaques de goutte récurrentes peuvent endommager vos articulations et les zones environnantes.

Pour cette raison, il est important de traiter votre goutte le plus tôt possible, avant qu'il ne commence pas à endommager votre corps de manière permanente.

Causes de la goutte?

La goutte à une composante génétique forte. La caractéristique de la goutte est les niveaux sanguins élevés d'acide urique, un produit de dégradation du métabolisme des protéines (une distinction doit être faite par un médecin entre la vraie goutte et la pseudo-goutte, qui est une condition similaire de façon de la douleur arthritique qui se produit lorsque les cristaux de calcium pyrophosphate dihydraté sont déposés dans une articulation). L'acide urique provient du métabolisme des purines, une sous-classe de protéines qui sont abondantes dans les tissus humains et des aliments tels que les abats, les sardines, les anchois, les champignons, les asperges et les lentilles.

En outre, un certain nombre de médicaments et de suppléments peuvent augmenter les niveaux d'acide urique dans le sang et sa tendance à former des cristaux irritants dans les articulations. Ceux-ci comprennent les salicylates (le composant actif de l'aspirine), de la vitamine B3 (niacine), l'excès de vitamine C et les diurétiques qui peuvent être prescrits pour l'hypertension artérielle, l'œdème ou, les maladies cardiovasculaires. D'autres sont la cyclosporine (utilisé pour prévenir le rejet d'organes transplantés) et de lévodopa pour la maladie de Parkinson.

La consommation excessive d'alcool, l'excès de poids, et l'exposition au plomb dans l'environnement augmentent également le risque de goutte chez les individus prédisposés génétiquement. D'autres facteurs de risque incluent la déshydratation et les conditions acides du sang qui peuvent résulter en infections graves, la chirurgie ou les régimes de perte de poids cétogène (comme le régime Atkins). Cependant, le facteur génétique ne doit pas être sous-estimé. Il est possible d'avoir des niveaux élevés d'acide urique et ne jamais développer la goutte.

Quelle est la fréquence la goutte?

La «maladie des rois» atteint aujourd'hui les masses. Dans le dernier demi-siècle la prévalence de la goutte dans la population générale des États-Unis a plus que doublé. Une fois pensé seulement pour les rares privilégiés qui avaient les moyens de faire des excès dans les aliments et les boissons, la goutte affecte maintenant plus de huit millions d'adultes américains. En plus, recherche suggère que les taux de cette forme d'arthrite localisée sont toujours à la hausse.

Une nouvelle étude a révélé que quelque 3,9 pour cent des adultes américains ont été diagnostiqués avec la goutte à un moment donné. Certaines personnes ont seulement un ou de rares poussées. Mais d'autres sont prises avec de symptômes récurrents, chroniques. Et la condition continue d'affecter les hommes plus souvent que les femmes (environ 5,9 pour cent des hommes contre 2 pour cent des femmes), selon la nouvelle analyse, publiée en ligne le 28 Juillet L'Arthrite & La Rhumatisme. Les chercheurs ont également constaté que, dans leur étude de plus de 5000 personnes, environ 21,4 pour cent avaient des niveaux élevés d'acide urique dans le sang, qui est connu pour être un facteur de risque de développer la goutte.

Une grande partie de la preuve indique un lien entre la goutte et la prévalence croissante de l'obésité et de l'hypertension. Et comme les indices de masse corporelle continuent d'augmenter dans le monde entier, il ne va que croître.

Chapitre 3: Diagnostic de la goutte : Comment bien faire

De nombreux types d'arthrite inflammatoire, y compris la goutte, produisent des articulations chaudes, rigides, enflammées et douloureuse. Mais juste parce que quelqu'un a ces symptômes ne signifient pas nécessairement qu'il s'agit de la goutte.

Il est essentiel que le patient reçoive un diagnostic correct ainsi que la goutte est une maladie chronique et peut entraîner des dommages à long terme.

Diagnostic de la goutte : Recherchant des cristaux

La première chose que les médecins utilisent pour faire un diagnostic précis est l'histoire d'un patient. Votre âge, le sexe, les antécédents familiaux, le poids et l'alimentation sont tous des facteurs de risque pour la goutte. Les problèmes rénaux et cardiovasculaires, ainsi que les médicaments pris pour ces et d'autres conditions, peuvent également être associés à la goutte.

Cependant, Le vrai déterminant comprend un test de chercher le signe caractéristique de la goutte: les cristaux d'acide urique.

Rendre visite à votre médecin au cours d'une attaque peut assurer un diagnostic précis. En tirant du liquide articulaire lors d'une attaque alguë afin que vous puissiez identifier les cristaux d'acide urique. Le fluide est examiné sous un microscope avec des filtres spéciaux donc les cristaux, s'il y en a, se présentent.

Gardez à l'esprit que, même si les cristaux ne sont pas vus dans le liquide, la goutte ne peut pas être exclue pour l'instant. D'autres échantillons peuvent être prélevés pour voir s'il y a des cristaux dans les articulations elles-mêmes, à la fois ceux qui sont enflammés et d'autres qui ne paraissent pas affectée. Si des tophus (dépôts plus durs, plus permanentes acide urique) ont développé, ceux-ci peuvent également être utilisés pour trouver l'acide urique, ou de cristaux d'urate.

Prendre du fluide des articulations gonflées peut exclure d'autres problèmes, y compris l'inflammation associées avec l'infection et le gonflement causé par différents types de cristaux, comme ceux qu'on trouve similairement dans la pseudo-goutte.

Diagnostic de la goutte: Recherchant l'hyperuricémie

Pourquoi une simple prise de sang ne permet pas un diagnostic de la goutte? Bien que la plupart des gens aient des niveaux élevés d'acide urique à un moment donné au cours de leur maladie, au cours d'une attaque de goutte, il n'est pas rare que ces niveaux soient normaux. En outre, les niveaux d'acide urique peuvent également être vérifiés dans un échantillon d'urine.

Cependant, c'est possible de ne pas développer la goutte simplement à cause que vous avez l'hyperuricémie. D'autre part, parce que les gens souffrant de goutte chronique ont souvent l'hyperuricémie quand ils ne souffrent pas d'une inflammation aiguë, les tests sanguins peuvent être utilisés pour surveiller si un médicament fait son travail de faire baisser les taux d'acide urique.

Diagnostic de la goutte : Les autres signes de la goutte

Les patients peuvent avoir d'autres signes physiques de la goutte qui durent au-delà de la période aiguë. En plus des tophus, qui peuvent se développer sous la peau - en particulier sur les coudes et derrière les oreilles - l'acide urique peut également provoquer des calculs rénaux.

Si des tophus et peut-être des calculs rénaux ont développé, ils indiquent que la goutte a été présente pendant un certain nombre d'années, et les dommages peuvent être visibles sur une radiographie. Le plus longtemps vous allez sans traitement, le plus vous êtes susceptible d'avoir les dommages permanents des articulations et les reins. Si vous avez la chaleur, la douleur lancinante et presque insupportable dans le gros orteil, contactez votre médecin. Même si la douleur diminue dans un jour ou deux, la goutte peut être à blâmer.

En résumé, les tests suivants peuvent aider à diagnostiquer la goutte:

- **Test du liquide articulaire.** Votre médecin peut utiliser rune aiguille pour aspirer le fluide à partir de votre articulation affectée. Lorsqu'on examine au microscope, votre liquide articulaire peut indiquer des cristaux d'urate.

- **Test sanguin.** Votre médecin peut recommander un test sanguin pour mesurer les niveaux d'acide urique et de la créatinine dans votre sang.

Rappelez-vous, les résultats des tests sanguins peuvent être trompeurs. Certaines personnes ont des niveaux élevés d'acide urique, mais n'expérience jamais de la goutte. Et certaines personnes ont des signes et des symptômes de la goutte, mais n'ont pas des niveaux inhabituels d'acide urique dans le sang.

- **Imagerie par radiographie.** La radiographie des articulations peuvent être utiles pour exclure d'autres causes d'inflammation des articulations.

- **L'échographie.** L'échographie musculosquelettique peut détecter des cristaux d'urate dans une articulation ou dans un tophus. Cette technique est davantage utilisée en Europe qu'aux États-Unis.

- **Tomodensitométrie en double énergie.** Ce type d'image peut détecter la présence de cristaux d'urate dans une articulation, même lorsqu'il ne soit pas en train d'avoir une inflammation aiguë. Ce test n'est pas utilisé dans la pratique clinique couramment du fait que les coûts hautes et qu'il n'est pas largement disponible.

Chapitre 4: Les traitements conventionnels

Il n'y a pas de remède connu pour la goutte, mais il peut être atténué grâce à une variété de thérapies conventionnelles et de traitements de la goutte. Les médecins prescrivent souvent des médicaments anti-inflammatoires non-stéroïdiens (AINS) tels que l'ibuprofène pour garder l'inflammation et la douleur sous contrôle. Les corticostéroïdes peuvent avoir un effet similaire; ceux-ci sont administrés sous forme de comprimés ou d'injections. Il y a aussi des médicaments qui peuvent abaisser les niveaux d'acide urique, le plus connu est probablement allopurinol (Zyloprim). Toutes ces mesures devraient être utilisées qu'en dernier recours, car tous portent le risque d'effets secondaires significatifs.

Les médicaments pour traiter les crises de goutte

Les médicaments utilisés pour traiter les crises aiguës et de prévenir les attaques futures comprennent:

- **Les médicaments anti-inflammatoires non stéroïdiens (AINS).** Les AINS comprennent les options de vente libre telles que l'ibuprofène (Advil, Motrin IB, autres) et le naproxène sodique (Aleve, autres), ainsi que les AINS sur ordonnance plus puissants tels que l'indométacine (Indocin) ou le célécoxib (Celebrex).

Votre médecin peut vous prescrire une dose plus élevée pour arrêter une attaque aiguë, suivie d'une dose quotidienne plus faible pour prévenir les attaques futures.

Les AINS comportent des risques de douleurs à l'estomac, des saignements et des ulcères.

- **Colchicine.** Votre médecin peut recommander colchicine (Colcrys, Mitigare), un type d'analgésique qui réduit efficacement la douleur de goutte. Cependant, l'efficacité du médicament est contrebalancée dans la plupart des cas par les effets secondaires intolérables, tels que des nausées, des vomissements et des diarrhées.

Après une attaque de goutte aiguë se résout, votre médecin peut vous prescrire une faible dose quotidienne de colchicine pour prévenir les attaques futures.

- **Corticoïdes.** Les corticostéroïdes, comme la prednisone, peuvent contrôler l'inflammation de la goutte et la douleur. Les corticostéroïdes peuvent être administrés sous forme de pilule, ou ils peuvent être injectés dans votre articulation.

Les corticostéroïdes sont généralement réservés pour les personnes qui ne peuvent pas prendre soit les AINS ou la colchicine. Les effets secondaires des corticostéroïdes peuvent inclure des changements d'humeur, augmentation du taux de sucre dans le sang et la tension artérielle élevée.

Les médicaments pour la prévention

Si vous rencontrez plusieurs attaques de goutte chaque année ou si vos crises de goutte sont moins fréquentes, mais particulièrement douloureuse, votre médecin peut recommander des médicaments pour réduire le risque de complications liées à la goutte.

Les options:

- **Les médicaments qui bloquent la production d'acide urique.** Les médicaments appelés inhibiteurs de la xanthine oxydase, y compris allopurinol (Aloprim, Lopurin, Zyloprim) et fébuxostat (Uloric), limitent la quantité d'acide urique que votre corps crée. Cela peut réduire le niveau d'acide urique de votre sang et réduire votre risque de goutte.

Les effets secondaires de l'allopurinol comprennent des éruptions cutanées et la numération sanguine faible. Les effets secondaires de fébuxostat sont des éruptions cutanées, des nausées et de la fonction hépatique réduite.

- **Les médicaments qui améliorent l'élimination de l'acide urique.** Probénécide (Probalan) améliore la capacité de vos reins à éliminer l'acide urique de votre corps. Cela peut réduire vos niveaux d'acide urique et de réduire votre risque de goutte, mais le niveau d'acide urique dans l'urine est augmenté. Les effets secondaires incluent une éruption cutanée, douleurs à l'estomac et les calculs rénaux.

Chapitre 5: Les changements de la mode de vie et régime

Les médicaments sont les plus éprouvées, de manière efficace pour traiter les symptômes de la goutte. Cependant, certains changements de régime alimentaire et de style de vie peuvent aussi aider, comme par exemple:

- Limiter les boissons alcoolisées et les boissons sucrées avec du sucre de fruit (fructose). Au lieu de cela, buvez beaucoup de boissons non alcoolisées, plus notamment l'eau.

- Limitez les aliments riches en purines, comme la viande rouge, les abats et les fruits de mer.

- L'exercice régulier et la perte du poids. Garder votre corps à un poids sain réduit votre risque de goutte.

Le sirop de maïs à haute teneur en fructose

Bien que la goutte est souvent attribué à manger trop d'aliments à haute purine, tels que les abats, les anchois, le hareng, les asperges et les champignons, il y a un autre coupable clair — le sirop de maïs à haute teneur en fructose.

D'innombrables problèmes de santé sont été liés à la consommation de sirop de maïs à haute teneur en fructose, et non le moindre est la goutte. Une étude récente démontre que la consommation de boissons gazeuses sucrées est fortement associée à un risque accru de développer la goutte.

L'étude, réalisée par des chercheurs canadiens et américains, a indiqué que les hommes qui buvaient deux ou plus boissons gazeuses sucrées par jour avaient un risque 85 pour cent plus élevé de la goutte que ceux qui ont bu moins d'un par mois. En fait, le risque a augmenté significativement chez les hommes qui ont bu cinq à six portions de boissons gazeuses sucrées par semaine. Le jus de fruits et de fruits riches en fructose, comme les oranges et les pommes, ont également augmenté le risque.

Cela est logique à plusieurs niveaux, mais avant tout parce que le fructose est connu pour inhiber l'excrétion de l'acide urique. Le fructose a également réduit l'affinité de l'insuline pour son récepteur, qui est la principale caractéristique du diabète de type 2. En outre, le sirop de maïs à haute teneur en fructose a été impliqué dans le taux de cholestérol dans le sang, et il a été découvert à inhiber l'action des globules blancs dans le système immunitaire.

De nombreuses conditions de santé qui sont causé par le sirop de maïs à haute teneur en fructose, y compris le cholestérol élevé et le diabète, augmentent également le risque de développer la goutte. En outre, le fructose convertit plus facilement à la graisse que les autres sucres, ce qui rend comme un facteur de risque majeur pour le diabète et l'obésité - un autre facteur de risque de la goutte.

Dans une étude sur le métabolisme du fructose, il a été noté que lorsque deux boissons de petit déjeuner à haute teneur en fructose ont été consommées, l'accumulation des réserves de graisse continue dans l'après-midi, au cours de laquelle la conversion rapide de fructose à la graisse est restée active pendant la digestion du repas de midi. L'étude a conclu que le plus la concentration en fructose dans le régime alimentaire est élevée, plus le taux de transformation des graisses.

Souvent, les jus disposent également du fructose ajouté à eux, et si vous croyez encore que cela est une forme acceptable de sucre, pensent encore. Fructose ne contient pas d'enzymes, de vitamines, de minéraux ou oligo-éléments supplémentaires bénéfiques. Au lieu de cela, il les enlève en fait de votre corps. Le fructose non consolidé, trouvés en grande quantité dans le sirop de maïs à haute teneur en fructose, peut également interférer avec l'utilisation de votre cœur de minéraux essentiels tels que le magnésium, le cuivre et le chrome.

Regardez les étiquettes

Vous pensez peut-être qu'éviter le fructose signifie simplement vous éloignez de les desserts et des boissons sucrées, mais malheureusement, il y a de nombreux aliments ou le fructose s'est caché que vous ne soupçonneriez pas même. Des noms tels que: 'la chicorée', 'l'inuline', 'l'iso glucose', 'le sirop de glucose-fructose', 'le sirop de dahlia', 'le sirop de tapioca', 'le sirop de glucose', 'le sirop de maïs', 'la fructose cristallin', et la fraude pleine ' les fruits fructose', ou … 'l'agave'. Même les viandes transformés et d'autres aliments que vous n'imagineriez jamais de contenir le sirop de maïs à haute teneur en fructose.

Limiter l'alcool est crucial pour le traitement réussit de la goutte

La goutte est souvent considérée en association avec l'hypertension, la consommation excessive d'alcool et la maladie coronarienne, de sorte que l'alcool est un facteur de risque pour cette maladie. En général, je crois que l'alcool doit être réservé aux personnes qui ont déjà atteint le bien-être optimal et ont donc leurs glucides (sucres et céréales) sous contrôle, et ne disposent pas des conditions de maladies telles que la goutte, le diabète, ou d'autres signes de mauvaise santé.

Bien que le vin ait été montré pour avoir certains bénéfices pour la santé, il peut également augmenter votre niveau d'insuline, qui est non seulement un facteur de risque pour le diabète, mais les niveaux accrus d'insuline ont été associés à une vie plus courte en général. Il doit donc être utilisé avec précaution, surtout si vous avez la goutte. De grande importance pour ceux qui souffrent de la goutte est le fait que l'alcool peut augmenter les niveaux d'acide urique dans le sang, et donc pourrait même déclencher une crise de goutte. Il est donc sage de limiter l'alcool que vous buvez, ou l'éliminer complètement.

Buvez de l'eau

Buvez beaucoup d'eau pour aider à débusquer le système. La déshydratation est un des principaux coupables de la goutte. Pour contrer la déshydratation et de réduire les dépôts d'acide urique dans les articulations boivent 8, 8 verres oz d'eau par jour.

L'exercice aide considérablement!

Bien que l'exercice ne soit pas recommandé pendant que vos articulations sont dans la douleur ou quand il pourrait causer d'autres blessures, une fois que votre goutte est sous contrôle, l'exercice est nécessaire comme un complément nécessaire à un mode de vie sain. L'exercice va même aider à prévenir de nouvelles attaques en augmentant la circulation et la normalisation de vos niveaux d'acides urique, ce qu'il fait principalement par la normalisation de vos niveaux d'insuline.

Une routine d'exercice a d'autres avantages aussi bien. Des études ont montré que cela fonctionne comme un antidépresseur efficace, renforce votre système immunitaire afin qu'il puisse lutter contre les maladies comme le cancer, et il peut même améliorer la résistance à l'insuline et d'inverser les conditions pré-diabétiques.

Le maintien de poids de votre corps est une partie de la solution

Il me semble qu'un des plus grands facteurs de risque pour la goutte est l'obésité, ou toute prise de poids excessive. Environ la moitié des personnes souffrant de goutte ont un excès de poids. L'excès de poids aggrave la goutte parce que les terminaisons nerveuses irritées sont plus irrités quand ils doivent soutenir les poids supplémentaire. En outre, les données médicales montrent une prévalence extrêmement élevée de syndrome métabolique (symptômes de la maladie cardiaque et le diabète tel que la résistance à l'insuline, l'obésité abdominale, l'hypertension et les niveaux élevés de triglycérides) chez les personnes qui souffrent de la goutte.

La perte de poids représente une méthode sûre pour réduire les états inflammatoires. Rappelez-vous, la goutte est une condition inflammatoire, et il est clair que la perte de poids, sans le reprendre, permet l'amélioration distincte avec vos chances d'éviter de nouvelles attaques de goutte.

Chapitre 6: Homéopathie / remèdes maison

Si les traitements de la goutte ne fonctionnent pas aussi bien que vous l'auriez souhaité, vous pourriez avoir envie d'essayer une autre approche. Avant d'essayer un tel traitement toute seule, parlez-en avec votre médecin – pour peser les avantages et les risques et apprendre si le traitement pourrait interférer avec vos médicaments de la goutte. Parce qu'il n'y a pas beaucoup de recherches sur les thérapies alternatives pour la goutte, dans certains cas les risques ne sont pas connus.

Certains aliments ont été étudiés pour leur potentiel d'abaisser les niveaux d'acide urique, y compris:

- **Le café.** Des études ont montré une association entre la consommation de café - café à la fois régulier ou décaféiné - et les niveaux d'acide urique inférieurs, mais aucune étude n'a démontré comment ou pourquoi le café peut avoir un tel effet.

Les données disponibles ne suffisent pas d'encourager ceux qui ne boivent pas du café à commencer, mais il peut donner des indices sur de nouvelles façons de traiter la goutte à l'avenir aux chercheurs.

- **Vitamine C.** Les suppléments contenant de la vitamine C peuvent réduire les niveaux d'acide urique dans le sang. Cependant, aucune étude n'a démontré que la vitamine C affecte la fréquence ou la gravité des crises de goutte.

Parlez à votre médecin au sujet de ce qu'une dose raisonnable de vitamine C peut être. Et n'oubliez pas que vous pouvez augmenter votre apport en vitamine C en mangeant plus de légumes et de fruits, en particulier les oranges.

- **Cerises.** Les cerises ont été associées à des niveaux inférieurs de l'acide urique dans les études, ainsi que d'un nombre réduit de crises de goutte. Manger plus de cerises et boire d'extrait de cerise pourraient être un moyen sécuritaire pour renforcer votre traitement de la goutte, mais discutez le avec votre médecin avant de commencer.

- **Vinaigre de cidre de pomme.** Par contribuant à rendre le corps plus alcalin, le vinaigre de cidre de pomme est devenu une solution bien connue et éprouvée pour de nombreuses conditions, y compris la goutte. Mélangez 1-2 cuillères à soupe de vinaigre de cidre dans 8 onces d'eau. Vous pouvez le boire tout à la fois ou sirotez au fil du temps - essayez les deux méthodes pour voir lequel est plus efficace pour vous. Cette solution pourrait réduire votre douleur de 90% dans un ou deux jours.

- **Bicarbonate de soude.** Un autre remède maison pour la goutte est l'utilisation de bicarbonate de soude. Le mélange de bicarbonate de soude dans l'eau peut effectivement soulager votre douleur presque instantanément, mais il peut quand même prendre un ou deux jours. Mélangez ½ cuillère à café de bicarbonate de soude dans 8 onces d'eau et buvez-le tout à la fois. Il sera pourrait être nécessaire de répéter cela plusieurs fois par jour, en prenant jusqu'a 3 cuillères à café en totale. Réduisez la dose une fois que la douleur disparaît. Remarquez : La dose quotidienne maximale recommandée est de 4 cuillères à café. Enfin, soyez prudent si vous souffrez d'hypertension, ainsi que le bicarbonate de soude peut augmenter la pression artérielle quand il est pris dans de grandes quantités.

- **La bromélaïne / les ananas.** Un composé qui peut être trouvé des ananas ou dans une forme de supplément. Les enzymes trouvés dedans sont souvent recommandés pour les personnes souffrant de goutte et ont même été montré pour avoir des propriétés anti-cancer.

- **Jus de betterave.** Le jus de betterave peut aider à prévenir l'acidose et stimule le foie pour nettoyer les voies biliaires.

- **Curcuma.** Le curcuma a gagné en popularité au cours des dernières années en tant que remède maison pour la goutte. Utilisez-le pour réduire l'inflammation et le stress oxydatif.

Chapitre 7: Mes recettes préférées pour battre la goutte

La goutte ne devrait pas vous empêcher de profiter de votre nourriture. Tenez-vous avec la nourriture faible en purine, comme ceux dans les recettes suivantes, pour avoir un bon repas sans déclencher une attaque ou de faire une poussée pire.

1.

Poitrines de poulets grille en sage et l'ail

Ingrédients:

- 1 cuillère à café feuille de sauge sèche
- ½ cuillère à café sel assaisonnée
- ½ cuillère à café feuilles de marjolaine sec
- ¼ cuillère à café poivre noir grossièrement moulu
- 2 gousses d'ail, hachées
- 2 cuillères à tables d'huile d'olive
- 4 demis poitrines de poulet, désossées et sans peau

Instructions:

1. Chauffer le gril à couvercle fermée pendant 5 minutes.
2. Entre-temps, mélanger tous les ingrédients sauf les poitrines de poulet; bien mélanger. Mettez le poulet sur une feuille de papier ciré. Brossez ou frottez le mélange sur tous les côtés du poulet.
3. Lorsque le gril est chauffé, mettez le poulet sur la surface de grille inférieure. Fermer le gril; cuire pour 5 à 7 minutes, ou jusqu'à ce que le poulet soit tendre et le jus est clair.

Information nutritionnelle:

Portion: 1/4 de la recette

Calories: 210; Calories provenant des matières grasses: 100; Gras totale: 11g; Gras saturés: 2g; Cholestérol: 75mg; Sodium: 240mg; Glucides: 1g; Protéines: 27g.

2.

Pommes de terre et légumes rôties au four

Ingrédients:

- 2 ½ tasses quartiers de pommes de terre réfrigérés (d'un sac 1 livre 4-oz bag)
- 1 moyen poivron rouge, coupé en morceaux de 1 pouce
- 1 petite courgette, coupée en morceaux ½ pouce
- 4 onces champignons frais entiers, en quartiers (environ 1 tasse)
- 2 cuillères à cafés d'huile d'olive
- ½ cuillère à café assaisonnement italien sec
- ¼ cuillère à café sel à l'ail

Instructions:

1. Chauffer le four à 450°F. Graisser une moule de 15x10x1 pouces avec de l'aérosol de cuisson. Dans un grand bol, mélangez tous les ingrédients pour bien les enrober. Étendre uniformement dans le moule.
2. Cuire pour 15 à 20 minutes, en remuant une fois à mi-temps de caisson, jusqu'à ce que les légumes soient tendres et légèrement dorés.

Information nutritionnelle:

Portion: 2/3 tasse

Calories: 70; Calories provenant des matières grasses: 15; Gras totale: 2g; Gras saturés: 0g; Cholestérol: 0mg; Sodium: 200mg; Glucides: 14g; Fibre alimentaire: 2g; Sucres 2g ; Protéines 2g.

3.

Soupe de carottes

Ingrédients:

- 2 sacs (1 lb chacun) mini-carottes prêtes à manger
- 2 gros onions, hachées (environ 2 tasses)
- 5 ¼ tasses bouillon de poulet (de deux cartons de 32 onces)
- ½ cuillère à café sel
- ½ tasse crème à fouetter
- ½ tasse jus d'orange
- 3 cuillère à tables cassonade bien tassée
- 2 cuillère à tables gingembre râpe
- ¼ cuillère à café poivre blanc
- Des tranches d'oranges frais, écartelé, si désiré
- Persil italien frais, si désiré

Instructions:

1. Graisser la mijoteuse de 4 à 5 pintes avec un aérosol de cuisson. Dans la mijoteuse, mélanger les carottes, les oignons, le bouillon et le sel.
2. Couvrir; cuire à chaleur doux pour 8 à 10 heures.
3. Verser 4 tasses du mélange de soupe dans le mélangeur; ajouter la moitié de chaque de: la crème à fouetter, le jus d'orange, la cassonade, le gingembre et le poivre. Couvrir et mélanger jusqu'à une consistance lisse; remets dans la mijoteuse. Mélanger le reste du mélange de soupe avec la moitié des ingrédients restants dans le mélangeur; remets à la mijoteuse.
4. Augmentez la chaleur au plus élevé. Couvrir; cuire pour 15 à 20 minutes, ou jusqu'à ce c'est chaud. Garnir les portions individuelles avec un quart d'orange et le persil.

Information nutritionnelle:

Portion: 1 portion

Calories: 130;   Calories provenant des matières grasses: 40; Gras totale: 4 1/2g; Gras saturés: 2 1/2g; Trans Fat: 0g; Cholestérol: 15mg; Sodium: 700mg; Glucides: 20g; Sucres: 13g; Protéines: 3g.

4.

Salad au fruits d'hiver 'Waldorf'

Ingrédients:

- 2 pommes rouges moyennes non pelées, coupes en dés
- 2 poires moyennes non pelées, coupées en dés
- ½ tasse de céleri tranché finement
- ½ tasse de raisins secs dorés
- ½ tasse dattes hachées
- ¼ tasse mayonnaise sans gluten ou une vinaigrette
- ¼ tasse de yogourt 99% sans matières grasses crème d'orange (d'un contenant 6 onces)
- 2 cuillère à tables jus d'orange congelé concentré
- 8 tasses de laitue déchiquetées
- Des moitiés de noyers, si désiré

Instructions:

1. Dans un grand bol, mélanger les pommes, les poires, le céleri, les raisins secs et les dattes.
2. Dans un petit bol, mélanger la mayonnaise, le yogourt et le jus concentré jusqu'à homogénéité. Ajouter aux fruits; remuer pour enrober. (Salade peut être réfrigéré jusqu'à 1 heure.) Servir sur la laitue. Garnir avec les moitiés de noyers.

Information nutritionnelle:

Portion: 1 portion

Calories: 90; Calories provenant des matières grasses: 25; Gras totale: 3g; Gras saturés: 0g; Gras trans: 0g; Cholestérol: 0mg; Sodium: 30mg; Glucides: 16g; Fibre alimentaire: 2g; Sucres: 12g; Protéines: 0g.

5.

Pommes de terre roti en romarin et oignon

Ingrédients:

- 4 patates moyennes (1 1/3 livres)
- 1 petit oignon, haché finement (1/4 tasse)
- 2 cuillère à tables huile d'olive ou végétale
- 2 cuillères à tables feuilles hachées de romarin frais ou 2 cuillère à cafés feuilles de romarin sec
- 1 cuillère à café feuilles hachées de thym ou 1/4 cuillère à café feuilles de thym sec
- ¼ cuillère à café sel
- 1/8 cuillère à café poivre

Instructions:

1. Chauffer le four à 450ºF. Graisser le moule à rouler 15 1/2x10 1/2x1 pouces. Couper les pommes de terre en morceaux de 1 pouce.
2. Mélanger les ingrédients dans un grand bol. Ajouter les pommes de terre; remuer pour enrober. Répartir les pommes de terre en une seule couche dans le moule.
3. Cuire à découvert pour 20 à 25 minutes, en retournant de temps en temps, jusqu'à ce que les pommes de terre soient dorées et tendre quand ils sont percés avec une fourchette.

Information nutritionnelle:

Portion: 1 portion

Calories: 185; Calories provenant des matières grasses: 65; Gras totale: 7g; Gras saturés: 1 g; Cholestérol: 0mg; Sodium: 160mg; Glucides: 31g; Fibre alimentaire: 3g; Protéines: 3g.

6.

Zucchini Spaghetti

Ingrédients:

- 6 oz spaghetti non cuits
- 3 tasses de courgettes hachées (2 moyennes)
- 1/3 tasse de l'eau
- 1 cuillère à table pâte de tomates
- ¼ cuillère à café sel kasher (gros)
- 1/8 cuillère à café poivre noir moulu grossièrement
- 1 cannette (15.5 oz) haricots Great Northern, égouttés et rincés
- 1 cannette (14.5 oz) tomates en dés avec le basilic, l'ail et l'origan, non égouttés
- ½ cup fromage feta émietté (2 oz)

Instructions:

1. Faire cuire les spaghettis comme indiqué sur l'emballage, sans le sel et l'huile; égouttez.
2. Pendant ce temps, graisser le poêle de 12 pouces avec l'aérosol de cuisson en huile d'olive; chauffer à feu moyen-élevé. Ajouter les courgettes; cuire 5 minutes en remuant de temps en temps, jusqu'à ce qu'ils soient légèrement dorés. Ajouter l'eat, la pçate de pomate, le sel, le poivre, les haricots et les tomates. Couvrir; laisser mijoter 4 minutes ou jusqu'à ce qu'il est bien chauffer.
3. Sur chacun des 4 assiettes, mettez environ 2/3 tasse de spaghetti. Garnir chaque avec 1 tasse du mélange de courgette et 2 cuillère à tables de fromage.

Information nutritionnelle:

Portion: 1 serving

Calories 390; Gras totale: 4g; Gras saturés: 2 1/2g; Sodium: 450 mg; Glucides: 56g; Fibre alimentaire: 7g; Protéines: 34g.

7.

Chili

Ingrédients:

- 2 pommes de terre moyennes blanc ou rouge pelées (environ 10 onces), coupées en cubes de ½ pouce.
- 1 oignon moyen, haché (1/2 tasse)
- 1 petit poivron (peu importe la couleur), haché (1/2 tasse)
- 1 cannette (15 onces) de pois chiches, égouttés et rincés
- 1 cannette (15 onces) haricots rouges, égouttés et rincés
- 2 cannettes (14.5 onces chacun) de tomates en dés biologiques, non égouttées
- 1 cannette (8 oz) sauce de tomate biologique
- 1 cuillère à table chili en poudre
- 1 cuillère à café cumin moulu
- 1 courgette moyenne, coupées en tranches ½ pouce

Instructions:

1. Dans un four hollandais de 4 pintes, mettez tous les ingrédients sauf la courgette; bien mélanger. Chauffer à l'ébullition à feu haut, en remuant de temps en temps; réduisez la température. Couvrir; laisser mijoter 10 minutes.
2. Ajouter la courgette. Couvrir; cuire pour 5 à 7 minutes de plus, en remuant de temps en temps, jusqu'à ce que les pommes de terre et la courgette soient tendres lorsqu'on les pique avec une fourchette.

Information nutritionnelle:

Portion: 1 portion

Calories: 280; Calories provenant des matières grasses: 25; Gras totale: 2 1/2g; Gras saturés: 0g; Trans Fat: 0g; Cholestérol: 0mg; Sodium: 650 mg; Glucides: 51g; Fibre alimentaire: 12g; Sucres: 8g; Protéines: 4g.

8.

Poulet à l'ail et aux fines herbes avec légumes

Ingrédients:

- 1 poulet entire découpé (3 à 3 1/2 lb)
- 2 cuillère à tables huile d'olive ou végétale
- 1 enveloppe d'herbes savoureuse avec mélange à soupe de l'ail (de boîte 2.4 onces)
- 1/3 tasse bouillon de poulet
- 4 tiges de céleri moyennes, coupées en deux sur la longueur, puis couper en morceaux de 4 pouces
- 1 gros oignon, coupé en 6 morceaux
- 2 grosses carottes, coupées en deux sur la longueur, puis couper en morceaux de 4 pouces
- 2 pommes de terre Russet moyennes et pelées, chacun coupées en 8 morceaux

Instructions:

1. Chauffer le four à 425°F. Enlever la peau du poulet, si désiré. Dans un petit bol, mélanger l'huile, le mélange à soupe et le bouillon. Badigeonner les deux côtés des pièces de Poulet avec environ la moitié du mélange d'huile.
2. Dans un grand bol, mélanger le céleri, l'oignon, les carottes, les pommes de terre et le mélange de l'huile restante. Arranger les légumes dans une moule non graissé de 15x10x1 pouces. Cuire au four 15 minutes.

3. Mettez les morceaux de poulet dans le moule, chevauchant les légumes si nécessaire. Cuire 35 à 40 minutes ou jusqu'à ce que les légumes soient tendres et le jus de poulet est clair quand le morceau le plus épaisse est coupé à l'os (170 ° F pour les seins; 180 ° F pour les cuisses et les jambes).

Information nutritionnelle:

Portion: 1 portion

Calories: 450; Calories provenant des matières grasses: 150; Gras totale 17g; Gras saturés 3 1/2g; Trans Fat 0g; Cholestérol 120mg; Sodium:990mg; Glucides: 32g; Fibre alimentaire: 5g; Sucres: 6g; Protéines: 42g.

9.

Saumon et légumes grilles

Ingrédients:

- 4 darnes de saumon, ½ pouce d'épaisseur (environ 1 ½ lb)
- 2 tasses nouvelles quartiers de pommes de terre réfrigérées avec des peaux (de sac de 20 oz)
- 2 petites courgettes, coupées en quartiers sur la longueur, puis coupez en morceaux de 2 pouces
- 1 poivron rouge moyen, coupé en morceaux de 2 pouces
- 1 cuillère à table jus de citron
- 1 cuillère à table beurre ou margarine, fondu
- ½ cuillère à café sel
- ¼ to ½ cuillère à café feuilles d'estragon sec
- ¼ cuillère à café poivre

Instructions:

1. Chauffer le four à 425°F. Mettez les darnes de saumon dans la moule non graissé de 15x10x1 pouces. Arranger les quartiers

de pommes de terre, les courgettes et le poivron autour du saumon.

2. Brossez le saumon avec du jus de citron. Brosser le saumon et les légumes avec le beurre; saupoudrer le sel, l'estragon et le poivre.

3. Cuire au four 25 à 35 minutes ou jusqu'à ce que les flocons de saumon facilement à la fourchette et les légumes soient tendres.

Information nutritionnelle:

Portion: 1 portion

Calories: 290; Calories provenant des matières grasses: 100; Gras totale: 11g; Gras saturés: 4g; Gras trans: 0g; Cholestérol: 105mg; Sodium 490: mg; Glucides 14g; Fibre alimentaire: 3g; Sucres: 4g; Protéines: 34g.

10.

Smoothie aux bananes et bleuets

Ingrédients:

- 1 tasse lait
- 1 tasse céréale Cheerios
- 1 banane mûre, coupé en morceaux
- 1 tasse de bleuets frais
- 1 tasse glace
- Les garnitures, si desire
- Tranches de bananes
- Céréales supplémentaires

Instructions:

1. Place les ingrédients de smoothie dans un mélangeur. Couvrir; mélanger à grande vitesse pendant environ 30 secondes ou jusqu'à consistance lisse.

2. Verser dans 2 verres. Garnir comme désiré. Servir immédiatement.

Portion: 1 Serving

Calories: 240;   Calories provenant des matières grasses: 35;   Gras totale 4g;   Gras saturés: 2g; Trans Fat: 0g;   Cholestérol 10mg; Sodium: 170mg; Glucides: 45g;   Fibre alimentaire: 4g; Sucres: 27g;   Protéines: 6g.

11.

Smoothie aux cerises et fraises

Ingrédients:

- 2 contenants de miel yogourt grec (5.3 oz chacun)
- 1 ½ tasses de cerises biologiques surgelées
- ½ tasse de fraises congelées organiques
- 1 tasse lait

Instructions:

1. Placez tous les ingrédients dans un mélangeur. Couvrir et mélanger à haute vitesse pour environ 1 minute ou jusqu'à consistance lisse.
2. Verser dans 3 verres. Servir immédiatement.

Portion: 1 Serving

Calories: 230; Calories provenant des matières grasses: 30; Gras totale: 3 1/2g; Gras saturés: 2g; Gras trans: 0g; Cholestérol: 5mg; Sodium: 65mg; Glucides: 38g; Fibre alimentaire: 2g; Sucres: 34g; Protéines: 11g.

12.

Petit déjeuner aux baies et quinoa

Ingrédients:

- ¼ tasse lait
- 2 contenants de yogourt 99% sans matières gras, de saveur vanille français, fraise ou pêche (6 oz chacun)
- 4 cuillère à cafés graines de chia
- 1 tasse de quinoa cuit et refroidi (1/4 tasse non cuite)
- 2 tasses de fruits frais (baies mixtes ou pêches hachées)
- ¼ tasse d'amandes ou de pacanes grillées, hachées grossièrement
- 1/8 cuillère à café cannelle moulu

Instructions:

1. Dans un bol moyen, mélanger le lait, le yogourt et les graines de chia jusqu'à homogénéité. Divisez également le mélange dans 4 verres. Verser 1/4 tasse quinoa cuit et refroidi sur le dessus de chaque couche au yogourt.
2. Couvrir chacune avec une couche de fruits et d'amandes. Saupoudrer de cannelle. Laisser reposer pendant 5 minutes, ou couvrir et réfrigérer jusqu'au lendemain.

Portion: 1 portion

Calories: 260; Calories provenant des matières grasses: 70 Gras totale 8g; Gras saturés: 1 1/2g; Gras trans 0g; Cholestérol 5mg; Sodium: 80mg; Glucides: 40g; Fibre alimentaire: 4g; Sucres: 24g; Protéines: 8g.

13.

Salade de legumes et quinoa

Ingrédients:

- 1 tasse quinoa non cuite
- 2 cuillères à tables de jus de citron frais
- 2 cuillères à tables huile d'olive
- 2 cuillère à tables basilic frais haché

- 1 cannette (15 oz) de pois chiches sans gluten, égouttés et rincés
- 1 cannette (15.25 oz maïs sucré) à grains entiers sans gluten gouttés
- 1 cannette (14.5 oz) tomates en dés sans gluten, égouttés
- 1 tasse poivron rouge haché
- 1/3 tasse olives en quartiers dénoyautées
- ½ tasse fromage feta sans gluten, émietté

Instructions:

1. Rincer le quinoa à l'eau froide pendant 1 minute; égouttez. Cuire le quinoa comme indiqué sur l'emballage; égouttez. Laisser refroidir complètement, environ 30 minutes.
2. Entre-temps, dans un petit bol non métallique, mettez le jus de citron, l'huile et le basilic; bien mélanger. Mettez de côté pour assaisonner la salade.
3. Dans un grand bol, mélanger délicatement le quinoa, les haricots, le maïs, les tomates, le poivron et les olives cuites. Verser la vinaigrette sur le mélange de quinoa; remuer délicatement pour enrober. Servir immédiatement ou réfrigérer 1 à 2 heures avant de servir.
4. Juste avant de servir, saupoudrer le fromage. Garnir de feuilles de basilic, si désiré.

Information nutritionnelle:

Portion: 1 Serving

Calories: 350; Calories provenant des matières grasses: 100; Gras totale: 12g; Gras saturés: 3g; Gras trans: 0g; Cholestérol 10mg; Sodium: 580mg; Glucides: 49g; Fibre alimentaire: 7g; Sucres: 7g; Protéines: 12.

14.

Tartelettes aux fruits crémeuses

Ingrédients:

- 1 tasse de mélange Bisquick
- 2 cuillère à tables sucre
- 1 cuillère à table beurre ou margarine, adoucie
- 2 paquets de fromage à la crème, adoucie (3 ounces each)
- ¼ tasse sucre
- ¼ tasse crème sure
- 1 ½ tasses assorties de fruits frais tranchés ou des baies
- 1/3 tasse de gelée de pomme, fondu

Instructions:

1. Chauffer le four à 375°F. Mélanger la Bisquick, 2 cuillères à table de sucre, le beurre et 1 paquet fromage à la crème dans un petit bol jusqu'à ce que la pâte forme une boule.
2. Diviser la pâte en 6 parties. Presser chaque pâte à partie sur le fond et 3/4 pouce des côtés dans chacune des 6 moules à tartelettes, 4 1/4 x 1 pouce, ou des ramequins à 10 onces. Placer sur une plaque à biscuits.
3. Cuire au four 10 à 12 minutes ou jusqu'à ce qu'ils sont brun doré. Laisser refroidir dans les moules sur une grille, pour environ 30 minutes. Retirez les tartelettes des moules.
4. Battre le fromage à la crème restant de l'emballage, 1/4 tasse de sucre et de la crème sure jusqu'à consistance lisse. Déposer dans les tartelettes, répandant sur le fond. Garnir chaque avec environ 1/4 tasse de fruits. Brosse avec de la gelée.

Information nutritionnelle:

Portion: 1 Serving

Calories: 320; Calories provenant des matières grasses: 155; Gras totale 17g; Gras saturés; 8g; Cholestérol: 35mg; Sodium: 400mg; Glucides: 40g; Fibre alimentaire: 2 g; Protéines 4g.

Chapitre 8: La conclusion

J'ai eu beaucoup de buts lorsque je me suis mis à écrire ce livre, mais le plus important d'entre eux était de mettre en lumière la goutte et la façon de le battre.

Vous n'avez qu'une vie à vivre. Si vous avez la goutte, il ne constitue pas une peine de mort, mais plutôt, un appel de réveil mieux prendre soin de vous-même. Pensez-y comme une bénédiction déguisée. Vous allez devoir prendre des changements. C'est tout.

Que vous deviez prendre des médicaments pour cela ou non, vous devez vous assurer que vous suivez ces règles simples:

- Limiter la consommation de boissons alcoolisées et les boissons sucrées avec du sucre de fruit (fructose).
- Buvez beaucoup de boissons non alcoolisées, en particulier l'eau.
- Limiter la consommation d'aliments riches en purines, comme la viande rouge, abats et fruits de mer.
- Faites de l'exercice régulièrement et perdre du poids. Garder votre corps à un poids santé réduit votre risque de goutte.

J'espère que vous avez apprécié ce livre et trouvé utile. Maintenant que vous avez une compréhension de base de la goutte et ses causes et ses remèdes, je veux que vous agissiez sur ce que vous avez appris et envoyez la goutte dans le passé, où il le faut.

www.ingramcontent.com/pod-product-compliance
Lightning Source LLC
Chambersburg PA
CBHW060440290526
45793CB00002B/503